Erken Dönem Kekemelikte Doktor Kararı ve Yönlendirme

Prof. Dr. Ahmet Konrot
DipEd, Dip ALPTE, PhD, LCST, Lidcombe Cert.

ERKEN DÖNEM KEKEMELİKTE DOKTOR KARARI ve YÖNLENDİRME

1. Baskı, 2014

ISBN- 13 978-149-965-9252

ISBN-10 149-965-9253

Baskı:

Create Space,

İsteme Adresi:

DİLGEM Prof. Dr. Ahmet Konrot
Dil Gelişim merkezi
Yazmacı Tahir Sokak
Mendirek Apt. 41-1/8
Bostancı, Kadıköy

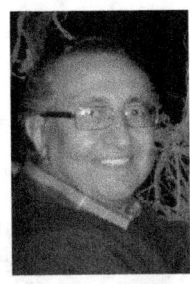

YAZAR HAKKINDA

Prof. Dr. Ahmet Konrot, Dip.Ed., Dip. ALPTE, PhD, LCST, Lidcombe Cert., DKBUD
Özel Eğitim Profesörü/Dil ve Konuşma Bozuklukları Uzmanı

1948 yılında Eskişehir'de doğdu. Eskişehir Maarif Koleji'nden sonra Gazi Eğitim Enstitüsü İngilizce Bölümü'nden İngilizce Öğretmeni olarak mezun oldu. Siirt Batman Lisesi'nde İngilizce öğretmenliği, Eskişehir İktisadi ve Ticari İlimler Akademisi'nde İngilizce Okutmanlığı yaptı. Bu sırada Milli Eğitim Bakanlığı'nın açtığı sınavı kazanarak İngiltere'ye gönderildi. Essex Üniversitesi'nde Uygulamalı Dilbilimi ve Fonetik alanında Mezuniyet Sonrası Diploma aldı. Yine aynı üniversitede Dilbilimi (Deneysel Sesbilimi) alanında Doktora yaptı. Doktorasının ardından İngiliz Hükümeti Teknik Yardımlaşma Bursunu kazanarak Londra'da Dil ve Konuşma Terapistliği Lisansı (RCSLT, LCST) alarak Türkiye'ye döndü. Dönüşünde Anadolu Üniversitesi Eğitim Fakültesinde göreve başladı. Bu fakültede Özel Eğitim Bölümü'nün kurulmasında görev aldı. 1982'de önce Anadolu Üniversitesi Mediko-Sosyal Öğrenci Hastanesi, daha sonra Eğitim Fakültesi bünyesinde Dil ve Konuşma Bozuklukları Birimi'ni kurdu. Bu birimin daha sonra YÖK onayıyla Üniversite düzeyinde eğitim, araştırma, uygulama merkezine (DİLKOM) dönüşmesi için çalışmalarda bulundu, lisansüstü eğitim programı yoluyla akademik altyapının oluşturulmasını sağladı. 1984'de Yardımcı Doçent, 1988'de Doçent, 1993'de Profesör oldu. Anadolu Üniversitesi Eğitim Fakültesi'nde sırasıyla Eğitim Bilimleri Bölüm Başkan Yardımcısı (1985-1989), Özel Eğitim Bölümü Başkanı (1989-1994), Dekan Yardımcısı (1991-1996) ve Dekan (1996-1999) olarak görev yaptı. Abant İzzet Baysal, Ankara ve Osmangazi Üniversitelerinde lisans ve lisansüstü düzeyde, MEB'nın düzenlediği hizmetiçi eğitim programlarında sertifika düzeyinde dersler verdi. 1986'da Türkiye'de ilk kez Anadolu Üniversitesi Mediko-Sosyal Öğrenci Hastanesi'nde gerçekleştirilen koklear implant uygulamalarının kurucu ekibinde ameliyat öncesi değerlendirme ve ameliyat sonrası eğitimden sorumlu üye olarak yer aldı. 1998'de Başbakanlığa bağlı Özürlüler Yüksek Kurulu'nda dönemin Başbakanı tarafından Ünversiteleri temsilen üye olarak atandı ve emekli olması nedeniyle bu görevinden ayrıldı. Sosyal Hizmetler ve Çocuk Esirgeme Kurumu Genel Müdürlüğü'nün Bilimsel Danışma Kurulu'nda üyelik yaptı. 1982-2000 yılları arasında Büyük Britanya Dil ve Konuşma Terapistleri Birliği üyeliğinde bulundu. Nisan 1999 yılında kendi isteği ile üniversitedeki görevinden emekliye ayrıldı, Dil ve Konuşma Terapisti olarak serbest çalışmaya başladı. Bu arada İngiltere Norwich'de Mary Kingston yönetimindeki Lidcombe Erken Dönem Kekemelik Sertifika Kursu'na katıldı. 2002 yılında Eğitim Fakültesi Özel Eğitim Bölümü öğretim üyesi olarak tekrar Anadolu Üniversitesi'ne döndü. Aynı zamanda Dil ve Konuşma Bozuklukları Eğitim, Uygulama ve Araştırma Merkezi'nde (DİLKOM)

3

görev yaptı. Anadolu Üniversitesi Sağlık Bilimleri Enstitü'nde Dil ve Konuşma Terapistliği Yüksek Lisans Programı'nda dersler verdi. 2003 yılında Engelliler Entegre Yüksekokulu müdürlüğüne atandı. 2005 yılında KKTC Doğu Akdeniz Üniversitesi'nden (DAÜ) davet aldı ve 2013 yılına kadar bu üniversitede tam zamanlı misafir öğretim üyesi olarak çalıştı. Prof. Konrot, bu üniversitede Fen ve Edebiyat Fakültesi Dekanlığı (2006-2007), Rektör Yardımcılığı (2008), Müfredat Komitesi Başkanlığı (2009-2012) görevlerinde bulundu. 2013 Şubat ayında DAÜ'deki tam zamanlı öğretim üyeliği statüsünden yarı zamanlı öğretim üyeliği statüsüne geçiş yaptı ve İstanbul Bostancı'da *kkm Konrot Konuşma Bozuklukları Merkezi*'ni kurdu. Kendi kurduğu merkezde dil ve konuşma terapisi çalışmalarının yanı sıra, KKTC DAÜ ve TC Maltepe üniversitelerinde yarı zamanlı öğretim üyesi olarak dil ve konuşma bozuklukları, özel eğitim ve özel eğitimde danışmanlık konularında dersler vermektedir. Prof. Konrot, halen Üsküdar Üniversitesi Sağlık Bilimleri Fakültesi Dil ve Konuşma Terapistliği Bölümü Başkanı ve ÜSKOM (Üsküdar Üniversitesi Dil ve Konuşma Bozuklukları Eğitim, Araştırma ve Uygulama Merkezi Müdürü olarak görev yapmaktadır.

Dil ve Konuşma Bozuklukları Uzmanları Derneği'nin (DKBUD) kurucu üyesi olan Prof. Konrot, 2013 yılında bu meslek derneğinin yönetim kurulunda başkan yardımcılığı görevine seçilmiştir. Özel Eğitimciler Derneği üyesi de olan Prof. Konrot, evli ve bir çocuk babasıdır.

Akademik ilgi alanları: İnsanlararası İletişim, İşitme Engellilerin Eğitimi, Koklear İmplant Eğitimi, İşitme Engellilere İletişim Becerisi Kazandırma, Sesbilimi, Deneysel Sesbilimi, Konuşmanın Görsel Özellikleri (Dudak Okuma), Özofageal Konuşma Terapisi, Kekemelik ve Kekemelik Terapisi, Gelişim ve Öğrenme, Özgül Öğrenme Bozuklukları, Disleksi (Okuma Bozuklukları).

İçindekiler

Sunuş

Doktorlar, çocukların büyüme ve gelişim sürecini yakından izleyen uzmanlar olarak, çok yönlü ve karmaşık bir sürecin kritik ilk yıllarında ailelerin en güvenilir yol göstericileri olarak listenin başında yer almaktadırlar. Aileler, hastalıkların yanı sıra, sağlıkla ilgili değişik konularda doktorların bilgisine ve yönlendirmesine gereksinim duyarlar. Çocukluk döneminde gözlenen dil ve konuşma sorunları ile ilgili olarak da aileler çoğu zaman öncelikle doktorlara başvurmaktadırlar.

Dil ve konuşma gelişim alanının, çocuğun genel gelişim ve bilişsel yeterlilikleri kazanmasında önemli rol oynadığı, dolayısıyla sağlıklı dil-konuşma gelişiminin çocuğun akademik başarısı açısından önemli bir gösterge olduğu, değişik araştırmalarla ortaya konmuştur (Nelson, Nygren, Walker & Panoscha 2006). Dil-konuşma gelişimi sürecinde yaygın olarak gözlenen kekemelik, bireyin hem akademik hem de sosyal performansını etkileyen ciddi bir sorun olarak karşımıza çıkmaktadır.

Konuşma gelişimi sürecinde başlangıçta "normal" seyir izlenirken birden bire beklenmedik şekilde ortaya çıkan kekemelik davranışı, aileler başta olmak üzere çocuğun gelişimini gözlemekte olan herkeste şaşkınlık, endişe, kaygı hatta panik oluşmasına neden olmaktadır. Sorunun ilerleyen yaşlarda devam etme olasılığının bulunması ailelerin kaygılarının temelsiz olmadığını göstermektedir.

Çocuğun gelişimi ile yakından ilgili olan herkesin kekemelik hakkında güncel bilgilere sahip olması durumunda, sorunun yönetimi daha sağlıklı, sağduyulu ve sonuca götürücü olacaktır. Geçmişten günümüze etkisini sürdürmekte olan: "Zamanla geçer!" türünden düşünce ve inanışlar, çocuğun sorununu aşmasına yardımcı olmadığı gibi, durumun ilerleyen yaşlarda içinden çıkılması daha güç bir hale dönüşmesine de yol açmaktadır.

Maalesef, ülkemizde dil ve konuşma bozuklukları alanında özel olarak yetiştirilmiş uzman dil ve konuşma terapistlerinin sayısı yeterli değildir. Dil ve konuşma terapistliği eğitimi ilk olarak Anadolu Üniversitesi Sağlık Bilimleri Enstitüsü'nde ortalama üç yıl süren yüksek lisans düzeyinde verilmeye başlamış, yakın zamana kadar da tek kaynak olmuştur. Yine aynı üniversitemizde 2012 yılında Sağlık Bilimleri Fakültesi'nin kurulmasıyla birlikte, 2012-2013 öğretim yılından itibaren dört yıllık lisans eğitimi verilmeye de başlanmıştır. 2013-2014 öğretim yılında Hacettepe Üniversitesi Sağlık Bilimleri Fakültesi'nde, 2014-2015 öğretim yılından itibaren de Üsküdar Üniversitesi Sağlık Bilimleri Fakültesi'nde başlatılan dil-konuşma terapistliği lisans programları ile bu alanda eğitim veren üniversite sayısı üçe çıkmıştır.

Yeni girişimlerle ülkemizin dil ve konuşma terapistine olan ihtiyaç karşılanmaya başlamış olmakla birlikte, bu alandaki hizmetlerin beklenen ölçüde ve düzeyde gerçekleşebilmesi için önümüzde uzun yılların olduğu da bir gerçektir. Bu nedenle de alandaki boşluk, dil-konuşma terapistliği eğitimi olmadığı halde kendilerini konuşma terapisti olarak adlandıran ehliyetsiz kişiler tarafından işgal edilmeye çalışılmaktadır. Özellikle kekemelik söz konusu olduğunda, yetersizliğin ve çaresizliğin yol açtığı arayışların sonucunda aileler ve kekemelikten etkilenen kişiler yanlış yönlendirmelerle karşı karşıya kalabilmektedirler.

Elinizdeki kitapçık, kekemelik olguları ile karşılaştığınızda karar verme sürecinde size yardımcı olabilirse, yazılış amacına ulaşmış olacaktır.

Ahmet Konrot
Mayıs 2014, İstanbul

Erken Dönem Kekemelikte Doktor Kararı ve Yönlendirme

Prof. Dr. Ahmet Konrot
DipEd, Dip ALPTE, PhD, LCST, Lidcombe Cert.

Kekemelik nedir?

Çok genel olarak kekemelik, konuşmanın doğal akışının istemsiz olarak kesintiye uğraması olarak tanımlanabilir. Konuşma gelişimi sırasında çocukların çoğunluğunda akıcı olmayan konuşma davranışları gözlenmektedir. Aslında, konuşmanın akışında herkeste zaman zaman aksaklıklar gözlenmesi normaldir; ancak kekemelik, "normal" olarak kabul edilen akıcı olmayan konuşma biçiminden önemli ölçüde farklılıklar gösterir (van Riper, 1939; Peggy & W.J.Hardcastle, 1977; Richard, 1993; Bloodstein, 1995; Shapiro, 1999; Yairi & Grinager, 2005; Reardon-Reeves & Yaruss, 2013). "Normal" olarak kabul edilen akıcısızlıklar, konuşma sırasında tereddüt etme, duraksama, sözcük arama, dil sürçmesi, sözceleri tekrarlama, konuşmanın arasına *işte, yani, şey* gibi sözceler ya da *eee, ııı, aaa* gibi sesler sokuşturma ve benzeri biçimde ortaya çıkan davranışlardır. İşin ilginç olan yanı, bu tür akıcısızlıkların, kekeme bireylerin konuşmalarında da gözlenmesidir. Bu nedenle, akıcı olmayan her konuşma, kekemelik olarak tanımlanamaz. Kekeme olan bireyin konuşması sırasında gözlenen kimi davranışlar, "normal" akıcısızlık türündendir. Kekemelikte gözlenen konuşma davranışları ise, bu tip akıcısızlıklardan farklıdır.

Kekemeliğin tanımı üzerinde evrensel bir uzlaşmaya varılamamıştır. Culatta ve Goldberg (1995), "Bir odadaki 10 dil ve konuşma terapistinden kekemelik tanımı isteseniz, size 11 farklı tanım ortaya koyarlar." diyerek durumu özetlemişlerdir (Shapiro, 1999, s. 9). Buna rağmen, geçmişten günümüze yapılan çalışmalar ve gözlemler sonucunda, kekemelik olarak adlandırılabilecek konuşma davranışları üzerinde önemli ölçüde görüş birliğine varılmış ve kekemeliği bir cümle ile tanımlamak yerine, kekemeliğin ayırıcı özelliklerini ifade ederek betimleme yolu benimsenmiştir.

Kekemelik sorununun yönetimine ilişkin önerilerin büyük ölçüde tanımlara ve betimlemelere göre geliştirilmesi söz konusudur. Üzerinde uzlaşmaya varılan genel hususların bilinmesi, sağlıklı yaklaşımların benimsenmesini kolaylaştıracaktır.

Günümüze kadar gerçekleştirilen çalışmalar ışığında Reardon-Reeves ve Yaruss (2013), kekemeliğin kekelemekten öte bir olgu olduğuna işaret etmekte ve çeşitli yaklaşımları olabildiğince kapsayacak biçimde, *kekemelik davranışları* ve *kekemelik bozukluğu* diye iki farklı kavramdan söz etmektedirler:

Kekemelik davranışları: Kekeleyen pek çok bireyin sergilediği konuşma akıcısızlıklarıdır. Bunlar, tekrarlama, uzatma ve konuşmanın akışında gözlenen diğer kesintileri içerir.

Kekemelik bozukluğu: Konuşan kişinin kekemelik davranışları nedeniyle yaşadığı tüm deneyimlerdir. Çocuğun kekeleme davranışları nedeniyle yaşadığı hislerini ve duygularını, günlük konuşma eylemini gerçekleştirme sırasında karşılaştığı sınırlılıkları, giderek yaşam hedeflerine ulaşmada karşılaşabileceği zorlukları da kapsamaktadır (Reardon-Reeves & Yaruss, 2013, s. 8).

Kısacası, kekeleyen bireylerin sorunlarının yönetiminde sadece gözlenebilen kekeleme davranışlarının değil, kekemelik bozukluğuna yol açan daha kapsamlı sonuçların birlikte değerlendirilmesi ve ele alınması gerekmektedir.

Kekemelik davranışları nelerdir?

Daha önce de ifade edildiği gibi, konuşma sırasında gözlenen her akıcısızlık, kekemelik davranışı olarak görülmemelidir. Çocuklar zaman zaman kelimeleri tekrarlayabilir, konuşurken duraklayabilir. Ancak, akıcısızlığın ne sıklıkla ortaya çıktığı da önemlidir. Kabaca söylemek gerekirse, on cümleyi akıcı olarak söyledikten sonra bir sözcüğü tekrar eden çocuğa hemen kekeleme davranışı sergiliyor gözüyle bakmamak gerekir. Kekemelik davranışının varlığını işaret eden diğer önemli belirtiler ise, konuşmada gözlenen akıcısızlıkların türüdür. Kekemelik davranışı, genelde üç temel özellik gösterir:

- **Hece ya da ses tekrarları** Çocuk aynı sesi ya da aynı heceyi birkaç kere tekrarlar. Bu tekrarlar sözcük başında olabileceği gibi, sözcük ortasında da olur. Örneğin, *k-k-k-k-k-kapıyı aç, a-a-a-a-a-anne, be-be-be-bebeğimi ver, helik-k-k-k-kopter* v.b.

- **Uzatmalar** Çocuk bir sesi söylerken uzatır. Örneğin, kaaaaaapıyı aç, aaaaanne, beeeeebebeğimi ver, şşşşşşşşşimdi istiyorum vb.

- **Bloklar** Bloklar genellikle /p, b, t, d, k, g/ gibi durak sesleri ve ünlü seslerle başlayan hecelerde daha sık gözlenir. Örneğin, çocuk "anne" diye seslenecektir, ama /a/ sesini bir türlü çıkartamaz; sanki boğazı düğümlenmiş gibi tıkanıp kalır. Rahatlıkla akıp gitmesi gereken suyu kesen bir musluk gibi, ses telleri kapanır ve bir süre öylece kalır.

Bazı çocuklarda sözü edilen kekemelik davranışlarından sadece birisi gözlenirken, bazılarında iki ya da üç tip davranışı da gözlemek olasıdır. Bazı durumlarda, bu tiplerden birisi daha baskın, diğeri ise daha az fark edilecek biçimde ortaya çıkar.

Yukarıda sözü edilen davranışlar sergilendiğinde dinleyici, çocuğun zorlandığını kolaylıkla fark eder. Çocuğun bu zorlanmalardan kurtulmak için gösterdiği her çaba, onu daha da zor durumda bırakır. Bazı çocuklar, bu çabalarına ek olarak başka bazı ek vücut hareketleri da geliştirirler. Bu tip ek davranışların gözlenmesi, aileyi daha da endişelendirir.

Kekemelik davranışları dalgalar halinde seyreder

Öncelikle, kekemelik davranışlarının bazı çocuklarda hafif düzeyde, bazılarında ise çok şiddetli düzeyde gözlenebileceği hatırda tutulmalıdır. Hatta bazı çocukların konuşmalarında gözlenen duraksamaların, kekemelik davranışlarını gizleme girişimi olabileceği unutulmamalıdır.

Kekemelik davranışlarının sergilenmesi, günden güne farklılıklar gösterebilir. Çocuk, birkaç gün, hatta bir-iki hafta fark edilecek düzeyde kekeleme davranışı sergilemeyebilir. Öyle ki, kliniğe kekeleme şikâyeti ile getirilen çocuğun, gözlem sırasında belirgin bir kekeleme davranışı sergilememesi de mümkündür. Bu nedenle, şikâyet ciddiye alınmalı, çocuk belirli bir süre izlenmelidir.

Kekemelik davranışlarının şiddeti zamana ve duruma göre değişkenlik gösterebilir. Çocuk, bazı zaman ya da durumlarda daha az şiddette kekeleme davranışı sergilerken, bazı zaman ya da durumlarda kekemelik davranışlarının sıklığında artma ya da türünde değişimler gösterir. Örneğin, heyecanlandığında ya da belirli kişilerle konuşurken, kekemeliğin şiddetinde artış gözlenebilir.

Kekemelik ne zaman ortaya çıkar?

Bu soruyu yanıtlamadan önce, iki durumu açıklamak yararlı olacaktır. Bunlardan birincisi, her insanın heyecanlanma, sinirlenme, kaygılı olma gibi kimi durumlarda karşılaşabileceği türden akıcı konuşmanın sekteye uğramasıdır. Daha önce de açıklandığı gibi bu tür akıcısızlıklar, kekemelik olarak değerlendirilmez. İkinci durum ise, beyin zedelenmesi, toksik ajanlara maruz kalma gibi dış etkenlerin yol açtığı kekemelik davranışlarıdır. Bu, genellikle ilerleyen yaşlarda ortaya çıkan ender bir durumdur. Sözkonusu olgular, edinilmiş kekemelik olarak adlandırılır ve konumuzun dışındadır.

Kekemeliğin ortaya çıkışı ile ilgili çalışmalar, kekemelik davranışlarının sıklıkla 2-5 yaşları arasında gözlendiğini neredeyse kesin olarak belirlemişlerdir (Bloodstein, 1995; Shapiro, 1999; Lavid, 2003; Yairi & Grinager, 2005; Nelson, Nygren, Walker, & Panoscha, 2006; Reardon-Reeves & Yaruss, 2013). ABD'deki Ulusal Kekemelik Vakfı, okulöncesi dönemde kekemelik davranışları gösterenlerden gelen başvuruları değerlendirmiş ve bugüne kadar 15486 olgunun dağılımını incelemiştir (The Stuttering Foundation, 2014, s. 8).

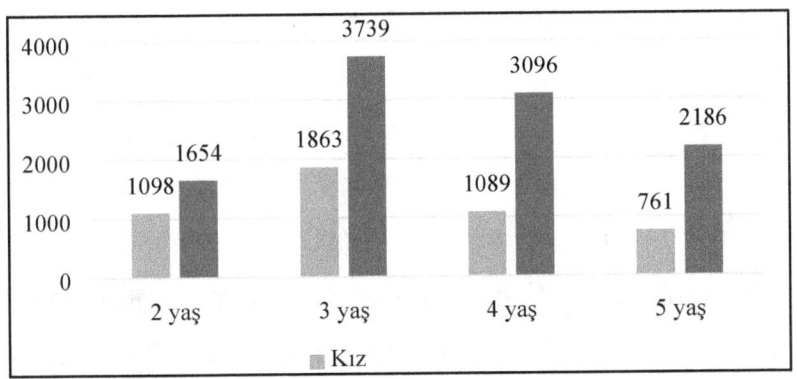

Şekil.1 Okulöncesi dönemde kekemelik olgularının yaşa ve cinsiyete göre dağılımı (The Stuttering Foundation, 2014, s. 8).

Şekil 1'de görüldüğü gibi, okulöncesi dönemde çocuklarında kekemelik davranışları gözleyen ailelerin yardım ve destek aramak üzere yaptıkları başvuruların üç yaş diliminde arttığı, dört yaş döneminden itibaren düşüş gösterdiği saptanmıştır. Bu tablo, kekemeliğin ortaya çıkış zamanını saptamaya yönelik farklı araştırmalarla da (Ör: Månsson, 2000; Yairi & Ambrose, 2005) uyumludur.

Etiyoloji

Kekemeliğin ne olduğu, neden kaynaklandığı ve nasıl çözümlenebileceği üzerinde neredeyse söylenmemiş söz kalmamıştır. Bu konuda Bloddstein (1995) şöyle bir hatırlatmada bulunmaktadır: "Kekemelik ile ilgili yeni bir görüş öne sürdüğünüzü düşünüyorsanız, bilin ki bu büyük bir olasılıkla daha önce de ifade edilmiştir. Ayrıca, ileri sürdüğünüz görüşlere, daha önce de olduğu gibi, başkaları ortaya çıkarak karşı görüşler ya da eleştiriler getirecektir." Gerçekten de, tarihsel gelişim içerisinde kekemelik ile ilgili pek çok görüş ileri sürülmüştür. 4000 yıldan bu yana kekemelikle ilgili söylemlerin yer aldığı kayıtlı tarih kaynakları incelendiğinde (Lavid, 2003), farklı görüşlerin algılarımızın biçimlenmesinde rol oynadığını söylemek; bulunduğumuz zaman diliminde hâlâ aynı sorunu tartışıyor olmak, konunun karmaşıklığının en açık göstergesidir.

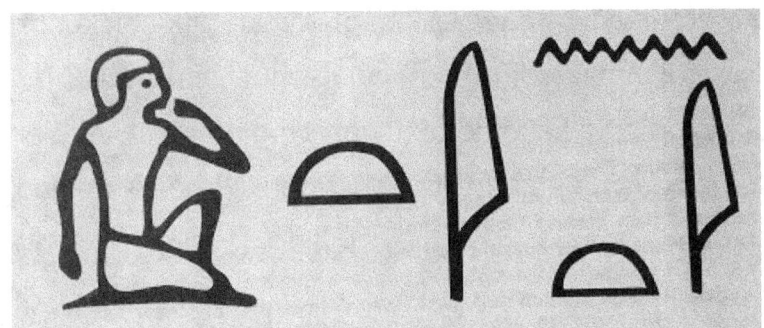

Şekil.2 Mısır Hiyerogliflerinde Kekemeliği İfade Ettiği Düşünülen Sembolik Gösterge (Faulkner, 1991, A Concise Dictionary of Middle Egyptian, Kaynak: http://www.mnsu.edu/comdis/ISAD3/papers/kuster.html).

Günümüze dek yapılan çalışmalarda kekemelik olgusu ile ilişkilendirilebilecek gözlemler, birkaç konuda yoğunlaşmaktadır. Bunlardan kimileri, kekemeliğin nedenlerini açıklamaya yöneliktir. Ne var ki, neden-sonuç ilişkilerini tam olarak ortaya koyabilmek, özellikle kekemelik gibi karmaşık bir konuda kolay değildir. Her hangi bir koşulun nedenselliğinden söz edebilmek için, ortaya çıkan sonucun söz konusu koşulla *gerekli* ve *yeterli* bir ilişki içerisinde olması zorunluluğu vardır (Packman & Attanasio, 2004). Bu da, kontrollü gerçek deneysel çalışmalar ile mümkündür. Kekemeliğin nedenlerini açıklamaya yönelik gerekli ve yeterli koşulların gerçek anlamda deneysel yollarla belirlenebilmesi ise pratik ve özellikle etik nedenlerle (en azından şimdilik) pek mümkün görünmemektedir. Kekemelik bağlamında pek çok kontrollü çalışma bulunmaktadır. Ancak söz konusu çalışmaların tümü, kekeme ve kekeme olmayan gruplar ya da kekeleme ve akıcı konuşma anlarını karşılaştırmaya yöneliktir. Daha açık bir ifadeyle, kekemeliğin nedenlerini bulmaya yönelik çalışmalar, neden-sonuç ilişkisini ortaya koymaktan çok, değişik bağlamlarda gerçekleştirilen kıyaslamalardan elde edilen bulgular çerçevesinde, ortaya çıkan durumu saptama niteliğine sahiptir. Bu durumda, neden-sonuç ilişkisini açıklamaya yönelik çalışmalar, daha çok kekemelik ile ilişkilendirilebilecek faktörleri ortaya koymaktadır. Ancak bu durum, kekemeliğin nedenlerini araştırma yönünde bugüne dek verilen emeği, gösterilen çabayı, sunulan araştırma bulgularını değersiz kılmaz. Tam tersine bu araştırmalar, geçmişte hâkim olan *kekemeliğin tek bir nedene bağlanabileceği düşüncesini* kökünden değiştirmiştir. En azından, söz konusu araştırmalar, kekemeliğin bir tek koşula bağlanamayacağı konusunda bize ışık tutmuştur. Bugün gelinen noktada, kekemelik ile ilgilenen tüm araştırmacılar, kekemelik gerçeği ile ilişkilendirilebilecek olguları (faktörleri) daha sağlıklı bir biçimde ortaya koymanın yollarını araştırma konusunda görüş birliğine ulaşmışlardır. Kekemelik konusunda önemli yol göstericilerden birisi olan Van Riper, kekemeliği tanımlarken, konuşma patalojisi, psikiyatri, nörofizyoloji, genetik ve diğer pek çok disiplinin masaları üzerinde dağınık biçimde bulunan *eşeş* (boz-yap) bulmacasına benzetmiş, bazı gerekli parçaların yanlış yerleştirilmiş olmasından çok, bazı parçaların hâlâ kayıp olabileceğini söylemiştir (Packman & Attanasio, 2004, s. 1). Günümüzde araştırmacılar, van Riper'ın sözünü ettiği bozyapın kayıp parçalarını bulmaya çalışmaktadırlar. Her geçen gün bir kayıp parça ortaya çıkmakta ve eldeki parçaların nereye yerleştirileceği daha iyi anlaşılmaktadır.

Kekemelikle ilişkilendirilen faktörler

van Riper'ın sözünü ettiği kayıp parçaların araştırılması sürecinde ortaya çıkan bulgular, Shapiro'nun (1999) önerdiği biçimde üç ana başlıkta ele alınabilir. Shapiro, bu faktörleri kümelerken, İngilizce'deki üç sözcüğün baş harflerinden yola çıkarak, *ÜÇ-P* olarak adlandırmıştır. Ben de, hatırda kolay kalması bakımından, Türkçe'de *ÜÇ-Y* olarak ifade edilebileceğini düşünüyorum:

Yatkınlık Faktörleri (Predisposing Factors)

Yatkınlık faktörleri, bireyin kekelemeye eğilim göstermesinden sorumlu tutulabilecek etmenlerdir ve bir kişinin diğerlerine göre kekelemeye başlaması

23

riskini artıran etkenlerin neler olduğu sorusuna yönelik bulunan olası yanıtlardır. Genetik eğilim, buna verilebilecek örneklerden birisidir.

Yüzeye Çıkartıcı Faktörler *(Precipitating Factors)*

Kekemelik davranışlarının yüzeye çıkmasında ya da söz konusu zaman dilimindeki mevcut duruma gelmesinde etkili olduğu düşünülen faktörlerdir. Örnek olarak, okul öncesi dönemdeki hızlı dil ve konuşma gelişimi, akranlar arasındaki dikkat çekmeye yönelik yarış vb. faktörlerden söz edilebilir. Ne var ki, bu faktörler genellikle tamamlanmış olmaları nedeniyle devrede olmayabilirler ve bu nedenle saptanmaları da mümkün olmayabilir.

Yaşatıcı Faktörler *(Perpetuating Factors)*

Yaşatıcı faktörler ise, kekemelik davranışı ortaya çıktıktan sonra hangi etmenlerin kişinin kekelemeye devam etmesine yol açtığını sorgular. Bu faktörler, iletişim dinamikleri, kökleşmiş alışkanlıklar, çevresel etmenler vb. olarak örneklenebilir.

Kekemeliğin etiyolojisi üzerine yapılan araştırmalar hızla devam etmektedir. Her geçen gün bilgilerimize yenileri eklenmektedir ve eklenecektir. Söz konusu araştırmaların, kekemeliğin daha sağlıklı tanılanmasına, daha bilinçli yönetilmesine yaptıkları katkı, özellikle klinikte, terapi ve eğitim ortamlarında çalışan uygulamacılar için "yaşamsal" denilebilecek düzeyde önemlidir. Çünkü klinisyenlerin verecekleri kararlar, bilimsel verilere dayandırıldığı ölçüde sağlıklı olacaktır. Gerek karar verme ve gerekse ilgili paydaşları bilgilendirme sürecinde yol gösterici olması bakımından, mevcut araştırmalar sonucunda ortaya çıkan ve genel olarak üzerinde uzlaşmaya varılmış bulunan bulguları özetlemek yararlı olacaktır. Sınırlı da olsa bu özetleme, gerek ailelerin, gerekse bizlerin kafasında oluşan kimi soruları yanıtlamayı kolaylaştıracaktır.

Yaş

Daha önce de açıklandığı gibi, kekemelik davranışları en sık 2-5 yaşları arasında ortaya çıkmaktadır. Kekemeliğin çocukluk evresinin her hangi bir döneminde ortaya çıkma olasılığı olmakla birlikte, yaş ilerledikçe, kekemelik davranışlarının ortaya çıkma riski de anlamlı bir biçimde azalmaktadır. Kekemeliğin ortaya çıkış zamanını belirlemeye yönelik çalışmaları gerçekleştirmek, yöntem sorunlarını da beraberinde getirmektedir. Uzun erimli araştırmaların gerçekleştirilmesi, oldukça karmaşık ve zor bir süreçtir. Bu yüzden, uzun yıllara yayılan izleme araştırmalarının sayısı oldukça sınırlıdır. Eski tarihli olmakla birlikte, Andrews ve Harris'in (1964- Bloodstein, 1995, s. 109-112) 16 yaşa kadar yaptıkları izleme çalışmalarından elde ettikleri veriler, bu durumu açıkça yansıtmaktadır. Söz konusu araştırmacılar, İngiltere New Castle'da 1000 çocuğu doğumdan itibaren doğrudan izlemiş ve bu grup içerisinde 43 çocukta kekemelik olgusunu saptamışlardır. Kekeme oldukları saptanan 43 olgunun kekemelik davranışlarının ortaya çıkış zamanına göre dağılımı, Bloodstein (1995, s111) tarafından yeniden çizilen grafikte gösterilmiştir. Bu grafikten yola çıkarak, 43 olgudaki kekemelik başlangıç yaşının dağılımını gösteren grafik, tarafımdan sadeleştirilerek aşağıda yeniden çizilmiştir (Şekil.3).

Şekilden anlaşılabileceği gibi, söz konusu çalışmada kekeme oldukları saptanan 43 çocuktan 30'u (%70) 2-5 yaşlarında kekelemeye başlamışlardır. Kekemelik davranışlarının ortaya çıkma olasılığının beş yaşından itibaren azaldığı gözlenmektedir. 10 ve 11 yaşlarında ortaya çıkan kekemelik olgularının gelişimsel kekemelik olarak değerlendirilmesi ise tartışmalıdır. Bu yaşlarda ortaya çıkan kekemeliğin psikojenik ya da nörolojik kökenli olabileceği düşünülmekle birlikte, ileri sürülen görüş henüz kesinlik kazanmamıştır.

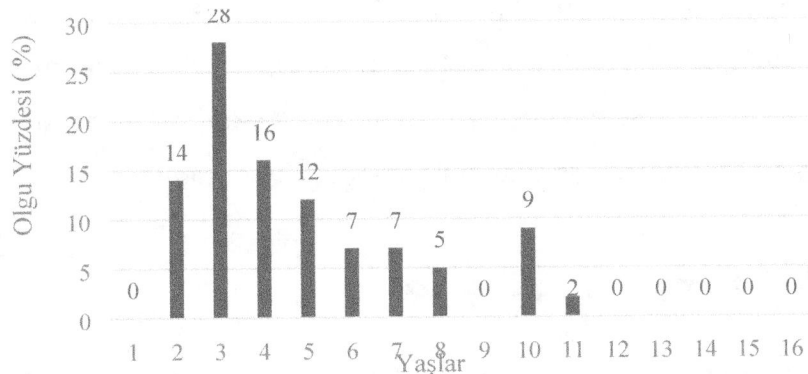

Şekil.3 Kekemelik davranışlarının ortaya çıkış zamanının yaşlara göre dağılımı (Andrew&Harris, 1964-Bloodstein, s.111'den yararlanılmıştır).

Günümüze dek yapılan araştırmalardan elde edilen bulgular, yukarıda sözü edilen sonucu desteklemekte, kekemeliğin ortaya çıktığı yaş olarak okul öncesi dönemin belirleyici bir faktör olduğunu işaret etmektedir (Bloodstein, 1995; Shapiro, 1999; Reardon-Reeves & Yaruss, 2013) .

Kekemeliğin 12 yaştan sonra ortaya çıkma olasılığının neredeyse olmadığı ileri sürülmekte, ileri yaşlarda gözlenen olguların psikojenik kökenli olabileceği (Bloodstein, 1995), yetişkinlikte ortaya çıkan kekemelikler ise beyin travmaları, toksik ajan etkilenmeleri vb faktörlere bağlı nörolojik olgular olarak değerlendirilmektedir (Lavid, 2003).

Özetle, gelişimsel kekemeliğin en yoğun olarak 2-5 yaşlarında ortaya çıktığı, 3 yaş döneminde zirve yaptığı, yaş ilerledikçe ortaya çıkma oranının düştüğü, 12 yaş

27

sonrasında ortaya çıkma olasılığının yok denecek kadar zayıf olduğu ve 12 yaş sonrasında ortaya çıkan kekemelik olgularının gelişimsel değil, edinilmiş kekemelik olguları olduğu konusunda bir görüş birliğine varılmıştır.

İnsidans ve prevalans

Okulöncesi dönemi çocukların konuşmalarında sözcük ve sözce tekrarları, söz arasındaki eklemeler, düzeltme ya da değiştirmeler (revizyon) gibi tipik konuşma akıcısızlıkları, yaygın olarak gözlenmektedir. Ancak, "normal" akıcısızlık sergileyen çocuklardan farklı olarak, kekemelik davranışı gösteren çocuklardaki akıcısızlıklar daha çok sözcük ortasında görülmektedir (ör. ses ya da hece tekrarları, ses uzatmaları, sözcük-içi kesintiler vb.). Özellikle, sözcük arasında meydana gelen kesintiler kekemelik olarak algılanmakta; okulöncesi dönemde gözlenen diğer "normal" akıcısızlıklardan (ör. sözcük arası akıcısızlıklar, tüm sözcük tekrarları, revizyonlar, yarım bırakılan sözceler vb.) farklı bir bozukluk olarak değerlendirilmektedir (Dalton & Hardcastle, 1977; Curlee, 1993; Bloodstein, 1995; Shapiro, 1999; Lavid, 2003; Yairi & Grinager, 2005; Reardon-Reeves & Yaruss, 2013).

Kekemelik bağlamında *insidans*, belirli bir nüfus içerisinde yaşamlarının bir döneminde kekeleme davranışı gözlenen kişilerin oranı; *prevalans* ise, belirli bir nüfusta ve belirli bir dönemde kekemelik davranışı sergileyen kişilerin oranı olarak tanımlanmaktadır (Bloodstein, 1995; Shapiro, 1999; Yairi & Grinager, 2005). İnsidans ve prevalans oranları, aynı zamanda kekemelik olgularının değişimini de gösterir.

Kekemelik bağlamında, Andrews &Harris (1964) ve Månsson (2000) tarafından gerçekleştirilen çalışmaların daha güvenilir olduğu kabul edilmektedir (Yairi & Grinager, 2005). Bu çalışmalarda ifade edilen kekemeliğin yaşamın bir döneminde görülme oranının (*insidans*) % 5, genel nüfus içerisindeki yaygınlık oranının (*prevalans*) ise % 1 düzeyinde olduğu üzerinde görüş birliği bulunmaktadır (Curlee, 1993; Bloodstein, 1995; Shapiro, 1999; Månsson, 2000; Lavid, 2003; Reardon-Reeves & Yaruss, 2013).

İnsidans ve prevalans oranları arasındaki %4'lük fark ise, kekemelik davranışları gösteren kişilerde zaman içerisinde gerçekleşen düzelme oranı olarak açıklanmaktadır (Yairi & Grinager, 2005).

İnsidans oranlarını güvenilir olarak belirlemek, her zaman kolay olmamaktadır. Örneğin, Glassner & Rosenthal (1957), insidans oranını %15 olarak vermekte, Månsson (2005) ise önceki çalışmasından (Månsson, 2000) daha farklı olarak insidansın % 17 olduğunu ifade etmektedir (Yairi, 2014 içinde). Reilly ve arkadaşları da 3 yaş ve altındaki nüfustaki kekemelik insidansını % 8.5 olarak vermekte (Reilly, ve diğerleri, 2009), son yayınlanan makalelerinde ise 4 yaş ve altındaki nüfusta kekemelik insidansını % 11.5 olarak bulduklarını söylemektedirler (Sheena, et al., 2013).

Literatürde insidans her ne kadar %5 olarak kabul edilmekteyse de, kekemelik konusunda günümüzdeki en önemli araştırmacılardan birisi olan Ehud Yairi, yüksek insidans rakamlarının gerçeği daha yakın yansıttığı düşüncesindedir (Yairi, 2014, p. 10).

Gelişimsel kekemelikte kendiliğinden düzelme

Daha önce de ifade edildiği gibi, gelişimsel bir bozukluk olarak kekemelik davranışları ağırlıklı olarak 2-5 yaşlarında ortaya çıkmakta (%70), gözlenen olguların hemen tümü 12 yaş öncesinde gözlenmektedir. Bu dönemde kekemelik olgularının görülme sıklığının (insidans) % 5 olarak gerçekleştiği yukarıda belirtilmişti. Yapılan gözlemler, bu dönemde ortaya çıkan kekemelik davranışlarının kendiliğinden düzelme olasılığının % 68 - %80 dolaylarında olduğunu ileri sürmektedir (Yairi & Grinager, 2005).

Kendiliğinden düzelme ile ilgili gözlemlerde ortaya çıkan en önemli durum, kekemelik davranışlarının ortaya çıktıktan ne kadar süre geçtikten sonra iyileşmenin gerçekleştiğidir. Burada iki husus göz önüne alınmak durumundadır.

Birincisi, kekemeliğin ne ölçüde gerçekten kendiliğinden (her hangi bir müdahale ya da düzenleme olmaksızın) düzeldiğini saptamada karşılaşılan yöntem sorunudur. Müdahale ya da düzenleme ile sadece kekemelik terapisini anlamak yeterli değildir. Ailenin yaptığı yönlendirmeler ya da kendiliğinden gerçekleştirdiği çevresel düzenlemeler, çocukla nitelikli etkileşim, kekemelik davranışlarını görmezden gelme vb. tutum değişiklikleri, stres kaynaklarının azaltılmasına yönelik çabalar, çocuğun kekemelik davranışlarının azalması yönünde etkili olmaktadır (Bloodstein, 1995; Shapiro, 1999; Yairi & Grinager, 2005; Lois, 2010).

İkinci husus ise, kekemeliğin başlangıçtan itibaren ortalama 12-24 ay içerisinde kendiliğinden düzelebileceğine ilişkin bulgular olmakla birlikte ilk 6 aydan sonra devam eden kekemelik davranışlarının desteksiz düzelme gösterme olasılığının oldukça zayıf olduğu, 12 aydan sonra ise dil ve konuşma terapisi desteği olmaksızın kekemelik davranışlarının kendiliğinden düzelme olasılığının iyice azaldığı gerçeğidir (Guitar & Conture, 2013, s. 4).

Kekemelik davranışının kendiliğinden düzelme eğiliminde ortaya çıkan bu tablo, kekemelik olgusunun yönetimi bakımından önemli bir soruyu da beraberinde getirmektedir. Okulöncesi dönemde kekemeliğin kendiliğinden düzelme olasılığı %80'lere ulaşmakla birlikte, gelişimsel kekemeliğin inatçı (kronik) kekemeliğe dönüşme olasılığı da %20 olarak ortaya çıkmaktadır. Daha açık bir ifadeyle, kekemelik davranışı gözlenen 5 çocuktan birisinde kekemeliğin ileri yaşlarda sürme olasılığı bulunmaktadır. Ancak, bu 5 çocuktan hangilerinde kekemeliğin kendiliğinden geçeceğini, hangisinde kekemeliğin kronik (süreğen) hale geleceğini gerçek anlamda bilmek çok kolay değildir. Çoğu zaman, mümkün değildir. Ne var ki, özellikle son yıllarda gerçekleştirilen uzun erimli gözlemler sonucunda, gelişimsel kekemeliğin inatçı kekemeliğe dönüşmesi bağlamında kimi çocukların daha yüksek risk taşıdıkları konusunda bir uzlaşmaya varılmıştır (Yairi & Grinager, 2005).

Cinsiyet

Kekemelik bağlamında erkek ve kız çocukları arasında farklılıklar olduğu öteden beri bilinen bir durumdur. Kekemelik davranışlarının ilk ortaya çıktığı dönemde (2-5 yaş), cinsiyet farklılığının 2:1 kız çocuklar lehine olduğu gözlenmektedir. Yani, okulöncesi dönemdeki kekemelik olgularında erkek çocukların sayısı, kız çocuklarının iki katı dolaylarında olduğu saptanmıştır (Yairi & Grinager, 2005; Reilly, ve diğerleri, 2009). Yaş ilerledikçe, özellikle gelişimsel kekemeliğin süreğen (inatçı) hale gelmesiyle birlikte, cinsiyet farklılığı daha belirgin olarak ortaya çıkmakta, yine kızların lehine olmak üzere oran 5:1'e ulaşmaktadır. Bu durum, gerek kendiliğinden gerekse diğer etmenlere bağlı olarak gözlenen iyileşme sürecinde, kızların daha avantajlı durumda olduklarını göstermektedir (Yairi & Grinager, 2005).

Sözü edilen bulgular ışığında, gelişimsel kekemeliğin erkek çocuklarda kızlara oranla daha yaygın ve inatçı (kronik) hale gelme olasılığının daha yüksek olduğu gerçeği, cinsiyetin, karar verme sürecinde önemli bir risk faktörü olarak değerlendirilmesi gerektiğini ortaya koymaktadır.

Genetik faktörler

Öteden beri aileler içerisinde kümelenme özelliği gösterdiğinden söz edilerek, kekemeliğin genetik bağlantılarının olabileceği ifade edilegelmiştir. Kekemeliğin etiyolojisine ilişkin açıklamalar 4000 yıllık tarihsel bir geçmişe sahip ise de genetik faktörlerin sistematik olarak ele alınması ancak son 40 yıldan bu yana gerçekleştirilebilmiştir.

Özellikle son yıllarda kekemelik ile genetik faktörler arasındaki ilişkiyi araştıran değişik araştırmalar yapılmıştır. Örneğin, kekeme olan bir bireyin birinci dereceden akrabalarının da kekeme olma riskinin, genel nüfusa oranla beş kat daha fazla olduğunu gösteren araştırmalar bulunmaktadır (Drayna, 1997).

Bir grup araştırmacı da genlerinin tümünü paylaşan monozigotik ikizler ile genlerinin yarısını paylaşan dizigotik ikizlerde gözlenen kekemelik üzerine yoğunlaşmış ve monozigotik ikizlerde konkordansın dizgotik ikizlere göre daha yüksek olduğunu saptamışlardır. Yani, monozigotik ikizlerden birisinin kekeme olması durumunda, diğer eşin de kekeme olması; buna karşın dizigotik ikizlerde bu konkordansın daha düşük olması, kekemelikte genetik faktörlerin rolü olduğunu göstermektedir (Bloodstein, 1995; Shapiro, 1999; Lavid, 2003; Yairi & Grinager, 2005). Yakın zamanda gerçekleştirien bir çalışmada genetik korelasyon monozigotik ikizlerde daha yüksek ($r = .74$), dizigotik ikizlerde ise daha düşük ($r = .27$) bulunmuştur (Pirkko, Therese, Susanna, Kenneth, & Pekka, 2012).

Çevresel etmenler ile genetik etmenleri kıyaslayan çalışmalarda ise, kekemeliğin çevresel etmenlerden daha çok kişinin biyolojik ebeveynlerinden birisinin kekeme olması ile ilişkili olduğu gösterilmiştir (Drayna, 1997).

Kekeme bireylerin %15'inin birinci derece akrabalarında da kekemelik gözlendiği ifade edilmektedir (Baker & Blackwell, 2004). Yairi ve Ambrose (2005), 123 kekeme erkek ve dişi *proband* ile yaptıkları değerlendirmede birinci ve ikinci derece akrabalarda gözlenen kekemelik olgularının dağılımlarında oranı %16.5 olarak vermektedirler. Bu çalışmada elde edilen bulgular, kekemelik ile genetik yatkınlığı göstermesi bakımından önemlidir (Tablo.1).

Kekemelik ile genetik faktörler arasındaki ilişkilerin belirlenmesine yönelik soyağacına dayalı istatistiksel verileri içeren araştırmalarla yetinilmeyip, kekemelik ile biyo-genetik çalışmalara da ağırlık verilmektedir. Bu tip

Proband	N	Erkek Kardeş Baba	Kız Kardeş Anne	Toplam Birinci Derece Akraba	Erkek Kuzen, Dayı, Amca, Büyük Baba	Dişi Kuzen, Hala, Teyze, Büyük Anne	Toplam İkinci Derece Akraba
Erkek	84	23.7	8.1	16.2	5.1	2.3	3.7
Dişi	39	25.0	9.3	17.3	4.2	2.8	3.5
Toplam	123	24.1	8.4	16.5	4.8	2.4	3.7

Tablo.1 Erkek ve dişi probandların ailelerinde yaşamlarının bir döneminde kekeleyen akrabaların yüzdelikleri (Yairi & Grinager, 2005, s. 296).

araştırmalarda öncelikle kan ya da tükürük örneklerinden elde edilen DNA örnekleri incelenerek kekemelik olguları ile ilişkilendirilebilecek genlerin kromozomal lokuslarının belirlenmesi yoluna gidilmiştir. Araştırmacılar, olgularla ilişkilendirilebilecek genetik özelliklerin saptanabilmesi için çalışmaların izole popülasyonlarda gerçekleştirilmesinin daha sağlıklı sonuçlar vereceğini ileri sürmektedirler. Örneğin, Wittke-Thompson ve arkadaşları (2007), 1800'lerde Avrupa'dan Amerika Birleşik Devletlerinin kuzey bölgesine göçen ve nispeten izole bir popülasyon olma özelliğini koruyan kurucu popülasyon Hutterite Cemaati üzerinde yaptıkları çalışmada, kekemeliğin genetik özelliklerini saptamaya çalışmışlardır. Kekeme olduğu saptanan 40 olgudan aldıkları kan örnekleri ile gerçekleştirdikleri DNA incelemesi sonucunda 3., 13. ve 15. kromozomlarda kekemelik olgusuyla ilişkilendirilebilecek lokusların bulunduğunu saptamışlardır (Wittke-Thompson, ve diğerleri, 2007).

Özetle, kekemeliğin genetik bağlantılarını açıklamaya yönelik araştırmalar sürmekle birlikte, özellikle son yıllarda gerçekleştirilen araştırmalar kekemeliğin ortaya çıkmasında genetik faktörlerin de rol oynadığını açık bir biçimde ortaya koymaktadır. Bu bilgiler, kekemelik olgularının değerlendirilmesinde ve yönetimine yönelik kararların alınmasında önemli ölçüde yol gösterici olmaktadır.

Kekemeliğe eşlik eden dil ve konuşma bozuklukları

Kekemelik araştırmalarında ortaya çıkan bir diğer konu da, kekeme çocuklarda gözlenen diğer dil ve konuşma bozukluklarıdır. Kekemeliğin 2-5 yaşlarında ortaya çıktığı hatırlanacak olursa, özellikle bu dönem çocuklarda dil ve konuşma gelişiminde diğer bazı aksaklıkların da olabileceği beklenmelidir. Nitekim pek çok araştırmacı, kekemelik davranışı sergileyen çocukların önemli bir bölümünde sesbilgisel *(fonolojik)* bozuklukların da gözlendiğini rapor etmektedirler (Nippold, 2001). Değişik araştırmacıların ileri sürdükleri oranlar farklı olmakla birlikte, kekemelik olgularında sesbilgisel bozuklukların oldukça sık görüldüğü konusunda görüş birliği oluşmuştur.

Sesbilgisel *(fonolojik)* bozuklukların yanı sıra sesletim *(artikülasyon)* sorunları da kekemeliğe eşlik edebilir. Sesbilgisel sorunlar, dil (lisan) sistemindeki aksaklıkları, sesletim sorunları ise telâffuz (motor planlama) aksaklıklarını işaret eder. Bu iki durumun ayırıcı tanısını doğru yapmak gerekir, zira söz konusu ayrım, terapi kararlarında önemli bir yer tutar.

Dil ve konuşma terapisti, sesçil ve sesbilgisel sorunların eşlik ettiği kekemelik olgularında hangi sorunu önce ele alması gerektiğine karar vermek durumundadır. Kekemelik ile fonolojik ya da fonetik sorunlar farklı bir gelişim izlerler. Kekemelik şiddeti, özellikle inatçı kekemelik riski taşıyan çocuklarda zamanında müdahale edilmezse daha da artma özelliğini gösterir. Fonolojik ya da fonetik sorunlar ise, içinde bulunulan dönemde zaten olabilecek en şiddetli düzeydedir, daha kötüye gitmez; hatta çocuk dilin ve konuşmanın sistematiğini çözdükçe, olumlu yönde bir gelişim gösterebilir. Bu nedenle dil ve konuşma terapistleri, bu tip olgularda önceliği kekemelik terapisine vermeyi tercih ederler.

Bazı çocuklarda kekemeliğin yanı sıra ifade edici dilde de sınırlılıklar gözlenebilir. Bu durumda sorunun özelliklerine ve kaynaklarına yönelerek karar vermek, yine dil ve konuşma terapistinin öncelikleri arasında olacaktır.

Kekemelik, otizm, Tourette Sendromu, Down Sendromu gibi bazı olgulara da eşlik edebilir. Bu tip olgularda gözlenen kekemelik davranışları, gelişimsel kekemelik davranışlarından daha farklı özelliklere sahiptir ve yönetim kararları da buna göre değişiklik gösterir. Bu tip olgularda özel eğitimci ile dil ve konuşma terapistinin işbirliği kaçınılmazdır.

Gelişimsel kekemelikte doktorların rolü

Okulöncesi dönemde çocuklarda kekemelik davranışları gözlendiğinde, ailelerin yardım almak için öncelikle çocuk doktoruna başvurmaları, sıklıkla karşılaşılan bir durumdur. Doktorların, bu dönem çocuklarının konuşmalarında gözlenen "normal" akıcısızlıklarla kekemelik arasındaki farkı ayırt etmenin yanı sıra gelişimsel kekemeliğin inatçı (kronik) kekemeliğe dönüşebileceğini bilerek aileleri bilgilendirmeleri ve yönlendirmeleri, çocuğun kekemelik nedeniyle yaşam boyu karşılaşabileceği ilişkili sorunların önlenmesi bakımından daha da önem kazanmaktadır.

Kekemelik sorununa yönelik müdahalelerin erken dönemde gerçekleştirilmesinin önemi, süreğen kekemeliği önleyici bir girişim olmasından kaynaklanmaktadır (Lavid, 2003; Yairi & Grinager, 2005). Dolaylı ya da doğrudan müdahale gibi farklı yaklaşımlarla sürdürülen erken dönem kekemelik yönetiminin etkililiğine yönelik kanıtlanmış yöntemler bulunmaktadır (Onslow, Menzies, & Packman, 2001; Yairi &

Grinager, 2005; O'Brian, Iverach, Onslow, Packman, & Menzies, 2013). Bu araştırmalar, kekemelik sorununun çözümüne yönelik girişimlerin erken dönemde gerçekleştirilmesi durumunda, düzelmenin mümkün olduğunu ve süreğen kekemeliğe dönüşmeden iyileşmenin gerçekleşebileceğini göstermektedir.

Erken dönemde gözlenen kekemelik nedeniyle başvurulduğunda, ailelere sorulabilecek birkaç soru, doktorun uygun karar vermesine ve yönlendirme yapabilmesine yardımcı olacaktır. Bu sorulara verilen yanıtlar, konuşmada gözlenen akıcısızlıkların dil ve konuşma gelişimi sürecine özgü doğal bir durum mu yoksa kekemeliği işaret eden bir durum mu olduğu hakkında önemli ipuçları verecektir. Bu ipuçlarının değerlendirilmesine bağlı olarak doktor, aileyi konunun uzmanı bir dil ve konuşma terapistine yönlendirme konusunda daha sağlıklı bir karar verebilecektir.

Aileye yöneltilecek sorular

Aşağıdaki sorular, günümüze dek ulaşan ve bir kısmı önceki bölümlerde sözü edilen araştırmalardan elde edilen bulgular ışığında oluşturulmuştur. Soruların sıralanışında, durumun ciddiyetini fark etmeye yönelik bir yol izlenmiştir. *Ailenin birinci sorunun yanı sıra diğer sorularda ifade*

edilen durumları da gözlemlediğini belirtmesi,
problemin normal akıcısızlıktan çok patolojik akıcısızlık
(kekemelik) olasılığını güçlendirecektir. Aşağıdaki
sorular, sizlere kolaylık sağlaması için yoklama listesi formu
biçiminde kitapçığın sonunda ayrıca verilmiştir (Bkz. Ek-1).

1. Çocuk, sözcüğün ya da sözcenin tamamını mı tekrarlıyor? (Örneğin: "Anne *eve-eve-eve* gidelim!" vb.)

2. Çocuk, sözcüğün ya da sözcenin tamamını tekrarlamaktan çok, sözcüğün bir kısmını mı tekrarlıyor? (Örneğin, "A-a-a-a-anne eve gi-gi-gi-gidelim!" ya da "ş-ş-ş-ş-ş-şeker" vb.)

3. Çocuk, 8-10 cümlede sesleri/heceleri birden çok tekrarlıyor mu? Çocuk, sesleri/heceleri iki defadan fazla mı tekrarlıyor? (Örneğin, "*a-a-anne*" yerine "*a-a-a-a-a-anne*" vb.)

4. Çocuk, bir kelimeyi söylerken öfkeleniyor, utanıyor gibi görünüyor mu?

5. Çocuk kekelemeye ne zaman başladı? Kaç aydır kekeliyor? Altı ay oldu mu?

6. Çocuk kekelerken ses tonunu inceltiyor, gözlerini kırpıştırıyor, yana bakıyor, başını oynatıyor, ya da zorlandığını belli ediyor mu?

7. Çocuk, bir sözcüğü söylemeye başlamadan önce "*ıııı*", "*aaa*", "*şey*" gibi başka sözler sokuşturuyor/kullanıyor mu?

8. Çocuk, konuşmak istediğinde bazen tamamen tutulup, birkaç saniye hiç ses çıkartamayıp, kötü bir biçimde tıkanıp kalıyor mu?

9. Çocuk, sesleri çıkartmak için fazladan el-kol-baş hareketleri gibi diğer vücut hareketleri de kullanıyor mu?

10. Çocuk, söyleyemeyeceği bir sözcüğü bir başka sözcükle değiştiriyor mu?

11. Çocuk, konuşurken kekeleyeceğini anlayıp konuşmaktan vaz geçiyor mu?

12. Çocuk, konuşmaktan kaçınıyor mu?

13. Çocuk, konuşması hakkında yorumda bulunuyor mu? (Örneğin: "Anne ben .... söyleyemiyorum!" vb.)

14. Çocuk neden zorlandığını ya da neden başkaları gibi konuşamadığını sorguluyor mu? (Örneğin: "Anne ben neden konuşamıyorum?" vb.)

Aileyi Bilgilendirme ve Yönlendirme

Önceki sayfalarda ifade edildiği gibi, çocuklar, "düzgün" başlayan konuşma gelişimi evresinin bir döneminde akıcı olmayan davranışlar sergileyebilmektedir. Bunlardan bazıları, konuşma gelişiminin bir parçası olarak "normal" kabul edilebilir. Ancak, bazı çocukların **hafif** düzeyde, bazılarının işe **orta** ya da **şiddetli** düzeyde kekemelik olarak nitelendirilebilecek konuşma biçimi sergiledikleri de bir gerçektir. Başlangıçta her şey "düzgün" giderken, ortaya çıkan bu beklenmedik durum karşısında aileler doğal olarak şaşıracaklardır. Kimileri ortaya çıkan bu durumu sakin karşılarken, kimileri de panikleyebilecektir. Aslında, her iki durumun da olumsuz yanları bulunabilir.

Durumu "sakin" karşılayan ailelerden bir grubu, olayı anlamak ve sorun varsa çözümlemek için arayışlarını yine sakin bir biçimde sürdürmeyi tercih edebilir. Bu tutum, çocuğun yararına bir arayış olarak gerçekleştirildiği sürece olumludur. Ne var ki, olayı "sakin" olarak karşılayan ailelerden bazılarında, sorunun ciddi boyutlara varabileceği gözden kaçabilir. Eşlerden birisi ya da her ikisi: *"Daha erken, nasıl olsa geçer. Bak, internette de öyle yazıyor. Hem bu yaşlarda bende de varmış, geçmiş!"* ya da *"Niye dert ediyorsun? Bak, komşu Ayşe Hanım'ın çocuğunda da varmış, geçmiş! Sen söyledin! Bizimkinde de geçer, merak etme! Konuşurken telaş ediyor da ondan takılıyor!"* gibi söylemlerde bulunabilir. Bu tür tutumlar her ne kadar "sakin" olmayı çağrıştırmaktaysa da, beraberinde umursamazlığı ve ötelemeyi getirebilir. Umursamazlık ve öteleme ise, çocuğun ileride daha büyük sorunlarla karşılaşmasına neden olabilir.

Özellikle orta ya da ağır düzeyde kekemelik davranışı sergileyen çocukların ailelerinde endişe, üzüntü, kaygı gibi hisler, paniklemeye yol açabilir. Çocuklarına destek olmak amacıyla *"Sakin ol!"*, *"Yavaş konuş!"* gibi uyarılarda bulunurlar. Bu tür uyarılar, çocuğa yardımcı olmaktan çok, onların daha da kaygılanmalarına yol açar. Ne söyleyeceğine değil, nasıl konuşacağına odaklanan çocuk, kekemeliğini gizlemeye çalışmak için çeşitli yollara başvurur. Kekelemeden konuşmaya çabalarken, daha çok kekelediğini, akıcı konuşamadığını fark edince, *öğrenilmiş çaresizlik* oluşur. Akıcı konuşamadığını fark eden çocuk, giderek konuşmaktan kaçınma, susma ve sosyalleşmekten uzaklaşma eğilimi gösterebilir. Sorunun sadece kendisinde olduğu düşüncesine bile kapılabilir. Kaygının devreye girmeye başlaması, sorunun çözümünü daha da zorlaştırır. Zaten oldukça karmaşık olan durum daha da karmaşık hale gelebilir.

Doğal akıcısızlık durumlarında aileye bilgi verilirken, bazı çocuklarda akıcı olmayan konuşma evresinin doğal karşılanması, çocuklarının nasıl konuştuğuna değil de ne söylediğine odaklanmalarının daha uygun bir davranış olacağı söylenebilir. Bunun yanı sıra, sözel uyarılar yapmak yerine, kendi konuşmalarını yavaşlatarak örnek olmaları önerilebilir. Beş-altı hafta içerisinde bu tür konuşma biçiminde azalma gözlenmezse, doğal akıcısızlık giderek kekemelik benzeri bir davranışa dönüşme eğilimi göstermeye başlarsa, aileye paniklemeden bir dil ve konuşma terapisti ile görüşmeleri önerilmelidir. Konuyu bilen deneyimli bir dil ve konuşma terapisti, durumu daha sağlıklı olarak değerlendirecek ve aileye gerekli önerilerde bulunacaktır. Dil ve konuşma terapisti, gerekirse çocuğu izlemeye alacak ya da doğrudan girişim yönünde bir karar verecektir.

Orta-ağır düzeyde kekemelik davranışı sergileyen çocukların ailelerine, çocuğun bir dil ve konuşma terapisti tarafından görülmesi önerilmelidir. Dil ve konuşma terapistine yönlendirme konusunda karar verirken, ailelere Ek-1'de yer alan sorular yöneltilebilir. Bu soruların yanı sıra Ek-2'de yer alan risk faktörlerini de göz önünde bulundurarak karar vermek, gelişimsel kekemeliğin kronik kekemeliğe dönüşmesini önlemek bakımından özellikle önem taşımaktadır. Risk faktörünün yüksek olduğu düşünüldüğünde, çocuk hemen erken dönem kekemelik konusunda bilgili ve deneyimli bir dil ve konuşma terapistine yönlendirilmelidir.

Günümüzde söz konusu sorunla karşılaşan hemen her aile, internet ortamında araştırma yaparak işe başlamaktadır. Ancak, internet ortamında sunulan her bilgi bilimsel dayanaklı olmamakta, ya da sunulan bilgiler aileler tarafından tam olarak kavranamamaktadır. Örneğin, erken dönem kekemeliğin kendiliğinden geçme olasılığına ilişkin bilgiler bilimsel verilere dayanmakla birlikte, doğruluğu kanıtlanmış da olsa, erken dönem kekemelik ile ilgili yönetsel kararların alınmasında tek başına yeterli değildir. İnatçı kekemeliğe yatkınlık konusundaki risk faktörlerini ve diğer etmenleri aile tam olarak değerlendiremeyip, sadece *"Erken dönemde ortaya çıkan kekemelik, gelişimselmiş; kendiliğinden geçermiş!"* bilgisi doğrultusunda bir algı geliştirdiğinde, çocuk için kritik öneme sahip dönem kaçmış olabilir.

Kimi durumlarda ise internet ortamında sunulan öneriler yetersiz olabilmektedir. Aileler, *"çocuklarının nasıl konuştuğuna değil, ne söylediklerine odaklanma"*, *"çocukları ile birlikte kaliteli, hoş zaman geçirme"*, *"çocukları konuşurken, onları sabırla dinleme, sözünü kesmeme, sözünü tamamlamama, gözlerini kaçırmama"* gibi öneriler doğrultusunda hareket etmelerine karşın, sorunu aşamadıklarını sıklıkla bildirmektedirler. Bunun temel nedeni, soruna uygun çözümler hakkında uzman desteğinden yoksun olmalarıdır.

Dil ve konuşma terapisine yönlendirme kararı

Başlangıçta ve ilerleyen bölümlerde de ifade edildiği gibi, doktorlar erken dönem kekemelik sorununun uygun yönetiminde çok önemli bir yere sahiptir. Aileler öncelikle çocuklarının gelişimini yakından izleyen doktorlarına güvenmektedirler. Haksız da değillerdir. Ancak doktorların da her alanda destek olabilmeleri söz konusu değildir. Doktorlar, ailelerin bazı konulardaki beklentilerine yönelik hizmetleri, ailelerle o alanın uzmanlarını buluşturarak, uygun kişilere yönlendirerek sağlayabilirler. Kekemelik yönetimi, uzun soluklu bir süreçtir. Kekemelik yönetimi konusunda donanımlı dil ve konuşma terapistleri, aile ve çocuğun özelliklerine, koşullarına, gereksinimlerine uygun olarak bireyselleştirilmiş bir program desenlemek, çözümler üretebilmek üzere yetişmiş uzmanlar olarak doktorlara destek için hazırdır.

Yönlendirme sürecinde yardımcı olabilmek üzere Ek-1 ve Ek-2'de yer alan tabloların yanı sıra, Ek-3'de verilen tablonun da kekemelik yönetimi konusunda doktorlara yol gösterici ve karar vermelerini kolaylaştırıcı olacağı düşünülmektedir.

Son söz

İnatçı kekemelik, kişinin yaşamını her alanda zorlaştıran, onun geleceğe yönelik düşüncelerini ve planlarını çoğu kez olumsuz yönde etkileyen bir durumdur. Kekemeliğin erken çocukluk döneminde uygun bir biçimde ele alınarak yönetilmesi, gelişimsel kekemeliğin inatçı hale gelmesini önlemesi bakımından yaşamsal denilebilecek bir öneme sahiptir.

Erken dönemde terapi gören çocuklarımız, büyüdüklerinde, okula başladıklarında o dönemi hatırlamamaktadırlar. Anne-babalarıyla birlikte yolda karşılaştığım ve aileleri ile birlikte işbirliği halinde erken dönem kekemelik terapisi uyguladığımız, birlikte kronik kekemelik sorunu yaşamalarını önlediğimiz çocuklar, beni hatırlamamaktadırlar. Çocuk/delikanlı beni hatırlamadığında mahcup olan ailelere, *"Beni hatırlamadığına çok sevindim! Demek ki iyi bir şey başarmışız birlikte!"* dediğimde duyduğum haz, tüm meslektaşlarımın ortak hazzıdır.

Ancak unutulmamalıdır ki, erken dönem kekemelik terapisinde sonuç alınması, arzu edilen hedefe ulaşılması pek çok faktöre bağlıdır. Dil ve konuşma terapistinin en büyük işlevi, erken dönem kekemelik gözlenen çocukların ailelerine yol göstererek onları doğru bilgilendirmek, sorunun aşılabilmesi için bireysel faktörler doğrulusunda uygun bir terapi programı desenlemek ve yürütmektir. Erken dönem kekemelik konusunda çalışacak dil ve konuşma terapistinin kuramsal bilgiye sahip olmanın yanı sıra, aile eğitimi yoluyla erken dönem kekemelik sorununu yönetme becerisine ve deneyimine de sahip olması gerekmektedir. Yönlendirmede bu hususa özellikle dikkat edilmelidir.

EKLER

Ek-1 Kekemelik Olasılığını Yoklama Listesi

ÖLÇÜT: Birinci soru dışındaki sorulara 'EVET' yanıtı verilmesi, kekemelik olasılığını işaret eder. 'EVET' yanıtı sayısının çok olması, kekemelik olasılığını güçlendirir.

YOKLAMA SORULARI	E	H
Çocuk, sözcüğün ya da sözcenin tamamını tekrarlıyor mu? (Örneğin: "Anne *eve-eve-eve* gidelim!" vb.)		
Çocuk, sözcüğün ya da sözcenin tamamını tekrarlamaktan çok, sözcüğün bir kısmını tekrarlıyor mu? (Örneğin, "A-a-a-a-anne eve gi-gi-gi-gidelim!" ya da "ş-ş-ş-ş-ş-şeker" vb.)		
Çocuk, sözcüğün ya da sözcenin tamamını tekrarlamaktan çok, sözcüğün bir kısmını tekrarlıyor mu? (Örneğin, "A-a-a-a-anne eve gi-gi-gi-gidelim!" ya da "ş-ş-ş-ş-ş-şeker" vb.)		
Çocuk, 8-10 cümlede sesleri/heceleri birden çok tekrarlıyor mu? Çocuk, sesleri/heceleri iki defadan fazla tekrarlıyor mu? (Örneğin, "*a-a-anne*" yerine "*a-a-a-a-a-anne*" vb.)		
Çocuk, bir kelimeyi söylerken öfkeleniyor, utanıyor gibi görünür mü?		
Çocuk kekelemeye ne zaman başladı? Kaç aydır kekeliyor? Altı ay oldu mu?		
Çocuk kekelerken ses tonunu inceltir, gözlerini kırpıştırır, yana bakar, başını oynatır, ya da zorlandığını belli eder mi?		

Çocuk, bir sözcüğü söylemeye başlamadan önce *"ıııı"*, *"aaa"*, *"şey"* gibi başka sözler söyler mi/kullanır mı?		
Çocuk, konuşmak istediğinde bazen tamamen tutulup, birkaç saniye hiç ses çıkartamayıp, kötü bir biçimde tıkanıp kaldığı olur mu?		
Çocuk, sesleri çıkartmak için fazladan el-kol-baş hareketleri gibi diğer vücut hareketleri de kullanır mı?		
Çocuk, söyleyemeyeceği bir sözcüğü bir başka sözcükle değiştirir mi?		
Çocuk, konuşurken kekeleyeceğini anlayıp konuşmaktan vaz geçer mi?		
Çocuk, konuşmaktan kaçınıyor mu?		
Çocuk, konuşması hakkında yorumda bulunur mu? (Örneğin: "Anne ben ……. söyleyemiyorum!" vb.)		
Çocuk neden zorlandığını ya da neden başkaları gibi konuşamadığını sorguluyor mu? (Örneğin: "Anne ben neden konuşamıyorum?" vb.)		
TOPLAM		

Ek-2 Risk Faktörü Çizelgesi

Risk Faktörü Çizelgesi Çocuk için geçerli olan özelliklerin yanına ✓ işareti koyunuz.		
Risk Faktörü	**Yüksek Risk**	**Çocuk için Geçerli**
Ailede kekemelik öyküsünün bulunması	Anne ya da baba, kardeş, ya da diğer aile üyelerinden birisinde halen devam eden kekemelik olgularının bulunması	
Kekemelik davranışlarının başladığı yaş	3.5 yaşından sonra ortaya çıkmış olması	
Başlangıçtan bu yana geçen süre	Kekeleme davranışlarının 6-12 ay ya da daha uzun süreden beri devam ediyor olması	
Cinsiyet	Erkek	
Diğer konuşma sorunlarının bulunması	Sesletim (telaffuz) hataları bulunması ya da konuşmanın anlaşılır olmaması	
Dil (lisan) becerileri	İleri düzeyde, gecikmiş ya da bozuk dil gelişiminin gözlenmesi	

Ek-3 Doktorlar İçin Yönlendirme Yoklama Listesi

Uygun olan seçenekleri işaretleyiniz.

	Normal akıcısızlık gözlenen çocuklar	Orta düzeyde kekemelik davranışı sergileyen çocuklar	Ağır düzeyde kekemelik davranışı sergileyen çocuklar
Gözlemlediğiniz ya da işittiğiniz konuşma davranışı:	Arada bir (her 10 cümlede bir defadan daha çok değil), anlık, kısa ses, hece, kısa sözcük tekrarları (tipik olarak ½ saniyeden daha kısa), ör. li-li-limon gibi.	Oldukça sık (Konuşmanın %3'ünde ya da daha fazlasında), uzun ses, hece, kısa sözcük tekrarları (½ ile 1 saniye arasında), ör. li-li-limon gibi. Arada sırada ses uzatmaları.	Çok/aşırı sık (Konuşmanın %10'unda ya da daha fazlasında), uzun ses, hece, kısa sözcük tekrarları (1 saniye ya da üzerinde). Çok sık ses uzatmaları ve bloklar.

	Normal akıcısızlık gözlenen çocuklar	Orta düzeyde kekemelik davranışı sergileyen çocuklar	Ağır düzeyde kekemelik davranışı sergileyen çocuklar
Sorunların en çok belirginleştiği zamanlar:	Çocuğun yorgun olma, heyecanlı olma, karmaşık/yeni konular hakkında konuşma, soru sorma veya yanıtlama, ilgisiz/tepkisiz dinleyicilerle konuşma durumlarına göre gel-git (dalgalanma/deği şim) eğilimi.	Benzer durumlarda gel-git (dalgalanma/deği şim) eğilimi, ancak tamamen yok olmayıp varlığını daha çok belli etmesi.	Konuşma ortamlarının çoğunda var olma eğilimi; süreklilik göstermekte ve dalgalanma (azalma-artma) yok.
Çocuğun tepkileri:	Belirgin bir tepkisi yok.	Bazıları biraz endişelenir, bazıları daha çok tepki verir, öfkelenir, utanır.	Çoğu utanır ve bazıları aynı zamanda konuşmaktan korkar.
Ebeveyn tepkileri:	Hiç yoktan, hafif ya da çok fazlaya uzanan tepkiler .	Çoğu endişelidir, ancak endişe düzeyi az olabilir .	Hepsi bir dereceye kadar endişelidir .

	Normal akıcısızlık gözlenen çocuklar	Orta düzeyde kekemelik davranışı sergileyen çocuklar	Ağır düzeyde kekemelik davranışı sergileyen çocuklar
Yönlendirme kararı:	Ebeveynler oldukça ya da çok aşırı endişeli ise, Dil ve Konuşma Terapistine yönlendirilmeli.	6-8 haftadan beri devam ediyorsa ya da ebeveynlerin endişeleri yerindeyse, Dil ve Konuşma Terapistine yönlendirilmeli.	Mümkün olduğunca hemen Dil ve Konuşma Terapistine yönlendirilmeli.

KARAR:

Kaynakça

Bloodstein, O. (1995). *A Handbook on Stuttering* (5th Ed. b.). NY: Thomson Delmar Learning.

Craig, A., Blumgart, E., & Tran, Y. (2009). The impact of stuttering on the quality of life in adults who stutter. *Journal of Fluency Disorders, 34*, 61-71.

Culatta, R., & A., G. S. (1995). *Stuttering Therapy: An Integrated Approach to Theory and Practice.* Needham Heights, MA: Allyn & Bacon.

Curlee, F. R. (1993). *Stuttering and Related Disorders of Fluency.* New York: Thieme Medical Publishers, Inc.

Dalton, P., & Hardcastle, W. J. (1977). *Disorders of Fluency.* London: Edward Arnold Publishers Ltd.

Guitar, B., & Conture, E. G. (2013). *The Child Who Stutters: To the Pediatrician* (5 b.). Memphis: Stuttering Foundation.

Howell, P. (2007). Signs of Developmental Stuttering up to Age Eight and at 12 Plus. *Clinical Psychology Review, 27*, s. 287-306.

Lavid, N. (2003). *Undertsanding Stuttering.* The University of Missisipi.

Lois, A. N. (2010). How does our home life influence his stuttering? In E. G. Conture (Ed.), *Stuttering and Your Child: Questions and Answers* (8th ed., pp. 18-27). Memphis: Stuttering Foundation of America.

Månsson, H. (2000). Childhood stuttering: Incidence and Development. *Journal of Fluency Disorders, 25*, 47-57.

Nelson, H. D., Nygren, P., Walker, M., & Panoscha, R. (2006). Screening for Speech and Language Delay in Preschool Children: Systematic Evidence Review for the US Preventive Services Task Force. *Pediatrics 2006;117;e298, 117*, e298. doi:10.1542/peds.2005-1467

Packman, A., & Attanasio, J. S. (2004). *Theoretical Issues in Stuttering.* Hove & New York: Psychology Press:Taylor and Francis Group.

Peggy, D., & W.J.Hardcastle. (1977). *Disorders of Fluency and Their Effects on Communication.* London: Edward Arnold.

Reardon-Reeves, N., & Yaruss, J. S. (2013). *Schole-Age Stuttering Therapy: A Practical Guide.* McKinney, TX: Stuttering Therapy Resources, Inc.

Reilly, S., Onslow, M., Packman, A., Wake, M., Bavin, E. L., Prior, M., . . . Ukoumunne, O. C. (2009). Predicting Stuttering Onset by the Age of 3 Years: A Prospective, Community Cohort Study. *Pediatrics, 123*, 270-277. Şubat 2014 tarihinde http://pediatrics.aappublications.org/content/123/1/270.full.html adresinden alındı

Richard, F. C. (1993). *Stuttering and Related Disorders of Fluency.* New York: Thieme Medical Publishers, Inc.

Shapiro, D. A. (1999). *Stuttering Intervention: A Collaborative Journey to Fluency Freedom.* Austin Texas: PRO-ED.

Sheena, R., Onslow, M., Packman, A., Cini, E., Conway, L., C.Ukoumunne, O., . . . Wake, M. (2013, September). Natural History of Stuttering to 4 Years of Age: A Prospective Community-Based Study. *Pediatrics, 132*(3), 460-467. Retrieved Şubat 6, 2014, from http://pediatrics.aappublications.org/content/132/3/460.full.html

The Stuttering Foundation. (2014, Winter). Updated Research Data on Preschool Children. *The Stuttering Foundation, 22(1)*.

van Riper, C. (1939). *Speech Correction: Principles and Methods* (4th ed 1963 b.). Englewood Cliffs, NJ: Prentice-Hall, Inc.

Yairi, E. (2014). First Year of Stuttering. *The Stuttering Foundation, 22(1)*.

Yairi, E., & Ambrose, N. G. (2005). *Early Childhood Stuttering for Clinicians by Clinicians.* Austin Texas: PRO-ED.

Notlar

www.ingramcontent.com/pod-product-compliance
Lightning Source LLC
Chambersburg PA
CBHW060222290526
45789CB00003B/1370